AYUNO Y ALIMENTACIÓN: EL VIAJE A TI MISMO

Autor: Antonio Raúl Fernández Cózar

Prólogo

Conocí las terapias alternativas el verano de 1.994. Desde entonces mi formación como ingeniero en tratamiento y gestión de aguas se ha desarrollado en analogía con el funcionamiento del cuerpo humano, encontrando según avanzaba, muchas más "coincidencias" de las que inicialmente podía suponer. Bombas (corazón), tuberías (arterias y venas), procesos electromagnéticos (Par Biomagnético),pH y disoluciones (tratamiento de agua),...conviven en mi día a día, y me invitan en muchos casos a reflexionar(en ambos sentidos), en un intento de hallar la mejor solución para un determinado desequilibrio o problema.

Igual que un río presenta una capacidad concreta de autodepuración, así nuestro cuerpo también la ostenta. Es pues lógico pensar que cuanta menos contaminación vertamos a nuestro interior, más fácilmente puede nuestro organismo limpiarse y regenerarse.

Mis experimentos y autoterapias siempre han sido realizados después de estudiar bibliografía, revistas y/o artículos técnicos realizados o firmados por personal sanitario en su mayoría, lo que en algunos casos no ha sido fácil, ya que la industria no invierte en disciplinas que no son rentables. He "sufrido" en mi cuerpo las repercusiones que he experimentado...Por ello, y siguiendo el principio de precaución, desaconsejo que se hagan uso de las prácticas que señalo en este libro sin que hayan sido consultadas con su médico. Cada organismo se comporta de forma diferente, y el conocimiento de un profesional de la salud es vital para prevenir en la medida de lo posible accidentes o sorpresas que puedan tener consecuencias desagradables.

Toma este libro como un trabajo de divulgación, donde relato mis experiencias, sin que puedan ni deban ser tomadas como ejemplo a seguir para ti o tu familia.

Capítulo 1- Introducción

Terapeuta es la persona que acompaña. Ni puedo hacer la labor por ti, ni tampoco lo pretendo. Eres dueño de tu vida (Raúl Fernández)

Introducción

No aconsejo ni recomiendo nada de lo que en este libro está escrito. Tienes la opción de consultar cualquier tema con profesionales de la salud. Yo no lo soy. Sólo lo soy de la mía, y no puedo ni debo serlo de la tuya.

Mi decisión fue tomada hace ya mucho tiempo, cuando fui consciente de que los gobiernos restringen fondos para Educación y Sanidad, los cuales, bajo mi punto de vista, son justamente los aspectos más importantes que deben protegerse en una sociedad. Y es que el sistema no puede ni está interesado en ocuparse de mí, salvo que yo tenga dinero para darle.

Tampoco recomiendo que se siga la información que podemos bajar de Internet o de las redes sociales sin haberla contrastado debidamente. Aunque quiero creer que la gran mayoría de personas tiene buenas intenciones, he leído recomendaciones que bajo mi prisma distan mucho de ser responsables.

No existen los productos milagro. Esto es algo que debería haber quedado claro hace mucho tiempo. Sin embargo, los humanos vagamos en el mundo de forma pasiva, totalmente dirigidos, creyendo que esa "piedra filosofal" que nos venden a través de los medios de comunicación nos puede eliminar la parte "negativa" y los sin sabores de la vida, transformándolos en soluciones agradables sin ningún esfuerzo por nuestra parte (salvo el consiguiente desembolso económico).

A medida que ha transcurrido ésta mi existencia, me he ido dando cuenta que los problemas complejos que en ella se presentaban, era más fácil resolverlos de forma simple y clara, que con procedimientos barrocos y enrevesados.

En un ejercicio de humildad (que me ha costado y me sigue costando infinitas conversaciones y batallas con mi ego), y con la aparición de dolencias y enfermedades propias de mi afán por satisfacer la doctrina materialista, mi vida se ha ido encaminando a simplificar todo lo posible el "modus vivendi", aparcando antiguas necesidades ficticias y dejando fluir mi destino, aunque tomando decisiones de forma activa, lo que creo es imprescindible.

En este sentido, propongo diferenciar claramente Aceptación de resignación*, siendo la resignación una negativa a tomar decisiones, mientras que la Aceptación se muestra como actitud activa y asertiva ante la vida. En definitiva, ver cada crisis como una oportunidad y transformar la enfermedad en una enseñanza, en lugar de considerarla un enemigo.

He de decir también que sólo me arrepiento de aquellas acciones u omisiones que generaron dolor o sufrimiento a alguno de mis semejantes. El resto, aunque dolorosas para mi mismo, han constituido enseñanzas y victorias personales, y afirmo rotundamente que volvería a vivirlas exactamente igual. No obstante, este camino agridulce ha estado y sigue plagado de pérdidas de muchas de las amistades y seres muy queridos ya que, debo decir, lamentablemente, que la evolución en planos profundos procede de forma individual. Cuando subimos la escalera y tomamos de la mano a otra persona, antes o después,

*Ver explicación a los supuestos errores ortográficos en "CC-Consciencia Colectiva" de Editorial Cultivalibros

salvo que los ritmos de ascensión sean muy parejos, uno de los dos ha de soltarse.

Aún así soy una persona muy afortunada. Vivo y he vivido a mi manera, con muchos privilegios. Puedo respirar, puedo ver, oler, tocar, sentir, reír y llorar. Puedo andar: Soy una persona con esa fortuna. Y por ello doy gracias a la vida, que me da la interminable oportunidad de expresarme, en todas las facetas, y con todos los matices.

Al igual que un deportista va forjando su cuerpo y adaptándolo poco a poco a los requerimientos que su deporte le pide, así el ser humano va forjando su evolución completa. Es por tanto imperativo moderar las diferentes fases de transformación, con objeto de evitar "agujetas holísticas". Esto se hace muy patente cuando se intentan lograr resultados sin atravesar las distintas y necesarias etapas. Un ejemplo son las dietas milagro.

Aunque atrás quedan los años pasados, (que no por pasados están vacíos de sabiduría a extraer), conviene darse cuenta que lo que eres ahora es fruto de lo que viviste antes; e igualmente, lo que serás en el futuro, dependerá de lo que decidas ahora, aquí, hoy.

Por tanto, sí te recomiendo que te mires despacio, en este instante que es el único real, para ver si tu vida actual es la que quieres que sea y será.

Este libro habla del Aire y el Agua como forma de energía de vida para nuestro cuerpo. Habla de la Alimentación, como sustento que nuestro "avatar" necesita para complementar esa energía de vida que le proporciona el Agua y el Aire. Habla del Ayuno, como el imprescindible medio terapéutico que permite el descanso del cuerpo y que éste utilice la inteligencia interna para sanarse de las continuas agresiones a que lo sometemos. También habla de los Enemas, como forma de acelerar la desintoxicación del organismo.

No puede olvidarse del Amor y la Compasión, como eslabones imprescindibles en el crecimiento humano, la Risa, como disciplina terapéutica que obra milagros, la necesidad de Luz Solar y de Aire Puro y finalmente, el Ejercicio diario para reforzar y fijar defensas en nuestro sistema.

La Presencia, la Consciencia de estar presente o bien ser consciente de no estarlo (pues entonces lo estás), calma el Espíritu, que es el tercer vértice del triángulo holístico.

Estos pilares me llevan a la sanación física. También se requiere salud mental. A este respecto, he observado en mí y en muchas otras personas que ambas van de la mano, y que activar una de ellas, suele corregir los desequilibrios de la otra y viceversa (antepongo la alimentación: si estás limpio, pensarás limpio).

Al expresar mis ideas y creencias no puedo olvidar el componente genético, que tiene su peso en todos los apartados, y con el que debemos vivir, también, como aliado.

Pretendo no andarme por las ramas, y ser muy concreto y muy directo: No hay tiempo que perder. Si algún lector quiere profundizar en cualquiera de los temas aquí presentados, hay innumerable bibliografía donde acudir. Por ello no daré muchos datos técnicos, sino información de mi experiencia comprensible para cualquier persona. No obstante, mi correo está abierto para cualquier consulta que pueda presentarse, por si se necesitara aclaración.

Mucha Suerte y Luz en este viaje hacia ti mismo.

Capítulo 2 – Aire

Hay personas que me han visto abrazar a un árbol y se han reído de mí. Qué pena que no me imiten! (Raúl Fernández)

Salvo los afortunados*que pueden vivir en zonas rurales o protegidas, la mayoría de las personas vivimos en núcleos urbanos, en general bastante contaminados.

Esa contaminación llega al aire que inhalamos, que es el elemento imprescindible para que el ser humano pueda vivir. El aire no se ve, pero está ahí. Por supuesto.

Nuestro dador de vida está mayoritariamente compuesto por nitrógeno (78 %) y oxígeno (21 %). El 1 % restante se reparte en Argón, Helio, CO2, Hidrógeno y otros.

Cuando respiramos, inhalamos oxígeno que transportamos a nuestras células, y exhalamos anhídrido carbónico (CO_2). Desgraciadamente, en las ciudades, y aún más en las que tienen fuerte carga industrial, hay micropartículas nocivas que también inhalamos. Estas micropartículas son responsables de nuestra salud pulmonar. Durante mis dos años en China, tuve que dejar de correr (jogging), debido a la gran carga de partículas presentes en el aire.

Difícilmente podemos solucionar los problemas de las ciudades, salvo fomentando el transporte público y los desplazamientos en bicicletas o coches eléctricos; pero la generalización está lejos de llegar en general. Hay muchos intereses económicos. Es por esto que como alternativa sugiero que se visiten bosques, parques, pinares o cualquier otra zona frondosa de vegetación, de forma que podamos cargarnos de aire puro*. Y si te abrazas a un árbol, también percibirás su energía y te llenarás de ella. Energía pura y natural.

El aire es algo misterioso y a la vez cercano. Nos mece la brisa y nos alimenta de sonidos. También nos invita a saborear el silencio.

Nuestro compromiso con el aire se funde en la respiración. Sin respirar no podemos vivir más de 5 minutos. Una respiración lenta y profunda, abdominal, nos enriquece de oxígeno, y permite que nuestras células estén más nutridas. Una respiración rápida, propia del stress que casi todos padecemos, nos acorta la vida.

Si no podemos cambiar nuestra forma de vida (realmente no queremos), al menos dediquemos tiempo a pausar la respiración y a fundirnos con la vegetación. Cuanto más, mejor.

El aire donde vivimos es el que es. Bien es cierto que podemos introducir iones negativos a través de dispositivos electrónicos, pero nada es comparable a un paseo matutino por el bosque.

El aire es el elemento más importante para mantener la vida de los seres en la tierra. Te invito a que observes tu respiración en este momento. Inhalas…exhalas…Como las olas del Mar.

Te das cuenta?

Día y noche. Luz y sombra. Yin y Yang.

El aire es vital. No voy a dedicarle más palabras.

Vívelo.

*Ver inicio de capítulo 4

Capítulo 3- Agua

Mi cuerpo se cura solo. Sí. Mi cuerpo se cura solo. No puedo decir lo mismo del tuyo. Quizás eres marciano o tienes la sangre de color verde. No lo sé. Sólo puedo repetirte que mi cuerpo de ser humano se cura solo, siempre que le dé las condiciones adecuadas. (Raúl Fernández)

Agua

Mi cuerpo se cura solo. Sí. Mi cuerpo se cura solo.

No puedo decir lo mismo del tuyo. Quizás eres marciano o tienes la sangre de color verde. No lo sé. Sólo puedo repetirte que mi cuerpo se cura solo, siempre que le dé las condiciones adecuadas. Además del Aire, una de las condiciones o requisitos es el agua.

El Agua es vida. Sin ella el Ser Humano no puede vivir más de unos pocos días. Sin ella, no existiría el equilibrio.

La constante de equilibrio del agua indica que su estado puro es el de valor de pH 7 y ausencia total de sales y cualquier otro elemento ajeno a ella, salvo sus componentes hidrógeno y oxígeno.

Como ya sabes, el pH (potencial de hidrógeno) indica el grado de acidez o basicidad (alcalinidad) que tiene un compuesto, un órgano, un líquido o un tejido. El pH se mide en una escala del 1 al 14, siendo 1 un valor de máxima acidez y 14 el valor de máxima basicidad. La escala de pH es logarítmica decimal, lo que significa que un cambio en una unidad implica multiplicar por 10. Es decir, un agua de pH 5 será 10 veces más ácida que un agua de pH 6 y 100 (10 x 10) veces más ácida que un agua de pH 7.

¿Y para qué sirve esta explicación?

Una de las propiedades físicas que tiene lugar dentro de nuestro cuerpo es la Ósmosis.

La Ósmosis u Ósmosis Directa es un fenómeno natural que se produce cuando dos soluciones de diferente concentración salina se ponen en contacto a través de una membrana semipermeable. De forma espontánea, se produce un flujo de líquido desde la solución más diluida hacia la más concentrada, en un intento de equilibrar las concentraciones. Cuando las concentraciones se han equilibrado, se detiene el paso de líquido. El diferencial de la columna de agua necesitada para compensar concentraciones se llama Presión Osmótica. Es de resaltar que la membrana semipermeable también permite el trasvase de otras sustancias que se encuentran en el líquido, como las toxinas, que son eliminadas por este mecanismo natural. Este fenómeno ocurre cuando una persona se baña en el mar: Nuestros riñones, en un intento infructuoso de equilibrar y diluir la concentración del agua del mar (unos 35 g/l), elimina toxinas. Es por esto que es tan beneficioso bañarse en la playa durante al menos media hora.

El Dr. Alberto Martí Bosch, oncólogo, también aconseja utilizar la bañera de casa como sesión de diálisis, añadiendo 2 kg de sal marina a 100 litros de agua, de forma que consigamos una disolución de unos 20 g/l que simulará ser agua de mar un poco diluida. Como nuestro plasma tiene una concentración de la mitad aproximadamente (9,4 g/l), se producirá el flujo osmótico comentado y se eliminarán toxinas a través de la piel. Yo he probado muchas veces este tipo de baño, con resultados excepcionales: Mi tensión arterial baja, mis pulsaciones suben al aumentar el metabolismo,…Hay que tener cierta precaución cuando se toman estos baños calientes (temperatura de 37ºC), ya que pueden producirse mareos si la bajada de tensión es demasiada.

Si invertimos el proceso de ósmosis, superando la diferencia de presión osmótica, conseguimos eliminar sales de una disolución salina (como es el agua de mar) y obtener agua con muy baja concentración, que, después de acondicionada, se califica como apta para consumo humano. Este proceso se llama Ósmosis Inversa, y con él desalamos a escala industrial el agua de mar. Yo mismo he dirigido, entre otras, una planta de 100.000 m3/d para dar agua potable partiendo de agua de mar en China y otra de 200.000 m3/d en Argelia.

A medida que avanza mi vida, me sigo encontrando con semejantes que buscan en la complicación la resolución de los problemas. Les parece, como me parecía a mí a su edad, que aquellos sólo pueden resolverse con quintas derivadas, integrales de amplio límite y horas y horas de estudio: Esto no es más que una consecuencia de nuestra educación.

Si observamos la naturaleza y aprendemos de ella, puede que encontremos respuestas simples a procesos sencillos, que paradójicamente son tan extremos, que nunca podrá el hombre explicarlos en su totalidad.

El agua sigue un ciclo natural: Se evapora por la radiación solar y vuelve a condensarse y es vertida como precipitación de nuevo a la tierra, para atravesar terrenos por escorrentía y después de alimentar ríos y lagos, terminar de nuevo en el mar.

Ese agua que se evapora, ese vapor de agua que se condensa, generada en ese proceso natural u orgánico, es el agua que necesitamos para nuestra limpieza interna.

Calidad de Agua

Nuestra sangre, el plasma sanguíneo, tiene un pH aproximado de 7,35, ligeramente básico, con una concentración salina de 9,4 g/l. El cuerpo se encarga de mantener estable este pH, de forma que se mantenga la Homeostasis. Una acidificación por debajo de 7 puntos de pH significaría la muerte.

El 70% de nuestro cuerpo es agua. Es pues, un nutriente necesario e imprescindible, y debemos saber qué agua es la más adecuada para nuestro organismo, al igual que elegimos el mejor combustible para el motor de nuestro coche.

De acuerdo a la explicación anterior, puede pensarse que si ponemos en contacto agua pura (sin sales, o sea con concentración de "0" g/l o muy despreciable) con células de nuestro cuerpo que están bañadas en plasma con 9,4 g/l de sales, se produciría el fenómeno de Ósmosis de forma inmediata. Si la célula, a través de su membranas semipermeable recibe agua pura de forma continua, llegaría un momento en que se hincharía y explotaría, produciendo un reventón y su muerte.

Esto mismo debería ocurrir, puede reflexionar el lector, cuando hablamos de agua de mineralización débil (por debajo de 500 mg/l de sales).Si comparamos las concentraciones, 500 mg/l (0,5 g/l) frente a los 9,4 g/l del plasma, originaría igualmente un flujo osmótico y la célula se hincharía de agua. Esta suposición, que en teoría es bastante lógica, no sucede en la realidad. ¿Qué ocurre entonces? ¿Por qué no morimos?

La respuesta es que el agua empieza a formar parte del plasma, de la linfa y de otros fluidos orgánicos como la bilis, por lo que su

---

concentración inicial cambia. En un ejercicio de exceso diríamos que si remplazáramos todo el volumen líquido de nuestro cuerpo, entonces sí podríamos tener problemas serios, pero nuestra ingesta de agua es baja en comparación con el total de nuestro volumen, por lo que beber agua de baja salinidad e incluso de nula salinidad (destilada), no nos mata. Sin embargo, facilita la limpieza de los tejidos.

El balance de sales mediante este fenómeno natural (ósmosis) se mantiene a lo largo y ancho de todo el cuerpo, ya que las concentraciones son diferentes (el estómago tiene una concentración alta, por ejemplo tras una comida).Gracias a nuestra inteligencia natural, las concentraciones se van repartiendo por tejidos y corriente sanguínea, riñones, hígado y resto de circuitos, mientras el excedente es excretado por la orina, boca y piel. Este excedente debe estar balanceado para que tampoco se eliminen demasiada cantidad de sales.

Así pues, un agua destilada o con muy baja concentración de iones es beneficiosa para eliminar excesos en los tejidos; y sin embargo, puede generar un desbalance electrolítico si se ingiere en demasía.

¿Cuánto es "demasía"?-se puede preguntar el lector.

• Depende de la alimentación que tengamos.

Pero entonces:

• ¿Es bueno para mi tomar agua destilada?

• Sí.

• ¿Qué cantidad?

• La necesaria para garantizar la hidratación del cuerpo y la eliminación de sustancias.

En este sentido, y como me consta que el lector quiere soluciones que pueda aplicar, vamos a dar una forma personal de comprobar que la hidratación y el "flushing"* de la corriente sanguínea tiene lugar exitosamente:

La orina debe ser muy clara, casi transparente, a lo largo de todo el día, manteniendo un pH alcalino. La comprobación de la alcalinidad se hace fácilmente con papel indicador, que puede encontrarse en cualquier farmacia o herboristería (contacta conmigo si no lo encuentras).También es posible la comprobación de que el cuerpo mantiene un nivel adecuado de electrolitos. Esto lo veremos en el apartado de "Ayuno".

Durante mis dos años de estancia en China y con la posibilidad, debido a la cercanía, de visitar Vietnam, Tailandia, Hong-Kong, Corea del Sur y Japón, pude comprobar que en estos países se consume el agua destilada como agua de bebida; yo mismo la utilicé durante muchos meses como única agua de boca, para preparación de infusiones y en un ayuno de 7 días.

Llegados aquí debemos subrayar la importancia del origen inorgánico u orgánico de lo que ingerimos, ya que nuestro cuerpo como ente carbohidroxioxigenado, aprovecha y absorbe (se nutre de) lo orgánico y desecha lo inorgánico como residuo a eliminar. (Recuerdo una familia afectada por cálculos renales que atribuía los mismos al consumo de agua de una determinada ciudad de España).

El Agua destilada, como el mayor disolvente conocido, desplazará los iones inorgánicos y facilitará la eliminación. Es por ello que yo la utilizo durante mis ayunos. Este mismo agua, sin embargo, no debe utilizarse de forma continua, ya que hay posibilidad de desplazamiento de electrolitos. La recuperación y balance de electrolitos se consigue con la ingesta diaria de verduras y frutas.

*Flushing: Término utilizado en la desalación que define el barrido de sales de una membrana para evitar precipitaciones de químicos y/o crecimiento bacteriano.

Beber agua por beber es hacer trabajar innecesariamente nuestro sistema excretor.

El hombre está facultado para procesar agua de origen orgánico contenida en los alimentos que le proporcionan nutrientes, como las frutas y verduras. He comprobado que cuando mi dieta está baja de frutas y verduras (por viajes largos en avión, por ejemplo), tengo más necesidad de beber. Sin embargo, en condiciones normales, mi cuerpo está perfectamente hidratado con la ingesta diaria de agua orgánica procedente de estos alimentos y no necesita aportes suplementarios.

No bebo durante las comidas. Generalmente lo hago media hora antes o una hora después. He comprobado que mis digestiones son mejores(a igualdad de alimentos). Parece ser que la explicación es la dilución o no de los jugos gástricos, que facilitan la degradación de alimentos y formación del bolo.

Diferentes tipos de Aguas

Podríamos hablar de más, pero por su repercusión quiero mencionar estos diferentes tipos de agua:

Agua alcalina

Es por definición un agua con pH superior a 7.

Esta agua puede obtenerse por vía natural (es agua de manantial, aunque embotellada) o mediante alcalinización con alguna sal como el bicarbonato. El bicarbonato sódico, al igual que el cloruro sódico, aumenta la tensión arterial. Este es un hecho contrastado y demostrado científicamente. Así que no por querer beber agua alcalina utilice bicarbonato sódico, al menos en continuo. Es preferible alcalinizar con limón, por ejemplo (que aunque es un ácido, se comporta como un álcali en el estómago). Otra opción es el bicarbonato potásico.

También hay muchos aparatos que alcalinizan mediante electrolisis. Mi experiencia con este tipo de agua no es positiva. Agua con pH alto (8,5 y superiores) me han generado dolores estomacales y alterado el equilibrio interno. Es de resaltar que la mayoría de reglamentos que regulan la calidad de agua para consumo humano limitan el pH a un valor máximo de 8,5 ó 9 (En España, la regulación viene fijada por el RD 140-2003).

Agua ácida

Es un agua con pH inferior a 7. No la uso como agua de bebida, pero es válida para limpieza y aseo. El pH de la piel ronda el valor de 5,5.

Agua de Mar

Beberla de forma ocasional, diluida con agua destilada hasta rebajar el contenido en sales (dilución ¼, a unos 9 g/l), es beneficioso, de acuerdo a mi experiencia (la concentración es similar a la del plasma, que a su vez es similar a la del suero fisiológico). Lamentablemente, no tenemos garantía de que nuestro punto de toma de agua de mar esté exenta de hidrocarburos, aceites y otros tóxicos, por lo que o bien tomamos de una zona donde se garantice la calidad, o bien debemos ir a fuentes garantizadas como Quinton, por ejemplo.

Si antes de beber o mezclar agua de mar tiene la posibilidad de analizarla en un laboratorio acreditado, mucho mejor. Hay que remarcar también, que una muestra de agua puntual no garantiza que la fuente no pueda contaminarse, por lo que es conveniente vigilar la calidad de forma periódica. Como esto está limitado a quienes poseen aparatos de medición y difícilmente es el caso de la mayoría de la población, debemos buscar empresas o estamentos que nos aporten garantías.

Beber continuamente agua de mar bruta con una concentración de

35 g/l como agua de bebida (2 litros o más al día) generará un efecto laxante. No obstante, utilizarla para aderezar ensaladas y lavarse los dientes es perfecto.

Agua de lluvia

Anteriormente, cuando la polución no azotaba nuestro medioambiente, era apta para bebida. Hoy en día, si analizamos el agua de lluvia, detectaremos multitud de microcontaminantes (metales pesados, NOx,...) que la califican como agua no apta para consumo humano. Así, no debe beberse este agua salvo que se pueda someter a tratamiento.

Agua dialítica

Es poca mi experiencia personal con este tipo de agua activada. Eliminé algo de arenilla de mis riñones y poco más que reseñar. Creo que puede ser beneficiosa por su capacidad potencial.

Aparte de lo experimentado, sólo tengo algún apunte beneficioso de compañeros del Par Biomagnético que aseguran que este tratamiento ha ayudado a eliminar cálculos en los riñones de algunos pacientes.

No sé, sin embargo, si el éxito puede ser mayor al que se consigue con la ingesta de té de Lepidium Latifolium (Rompepiedras) o de Philantus Niruri (Chancapiedra), o el del ayuno en sí mismo.

El Mejor Agua: Agua en Ayunas

Los que lavamos platos después de una comida sabemos que el agua templada o caliente elimina más fácilmente la suciedad y deposiciones que el agua fría.

Lo mejor que podemos darle a nuestro cuerpo nada más levantarnos es Agua. Un par de vasos (400-500 ml) es suficiente. Nuestro hígado necesita procesar la temperatura. Es preferible tomar Agua templada. Para ello, hervir en un calentador eléctrico y mezclar el agua hervida conagua fría para llevarla a unos 37 º C. La comprobación puede hacerse con termómetro o simplemente con la mano (si puede permanecer la piel en contacto con el agua sin notar sensación desagradable).

No utilizo microondas. Aparte del peligro de que el agua hierva y salte a los ojos y cara cuando se abra la puerta, he podido comprobar que plantas regadas con agua de microondas marchitan y mueren. Quiero entender que nuestras células tampoco disfrutarían mucho si se riegan así.

El mejor agua para ayunos y limpiezas es aquella destilada y restructurada. La destilación puede hacerse con dispositivos artesanales o con destiladoras domésticas eléctricas. La restructuración y activación del agua destilada se puede conseguir mediante trasvase entre dos recipientes abiertos (entre dos ollas como si se escanciara sidra, por ejemplo) y una rodaja de limón.

Para toma diaria durante periodos de no limpieza o ayuno, si hay ingesta suficiente de frutas y verduras, no será necesario beber agua, ya que el agua orgánica ha aplacado la sed, incluso en verano. Si no se toman estos alimentos, o si la cantidad es baja, se requieren unos dos litros de Agua como media, de mineralización débil, alcalinizada con rodajas o con zumo natural de limón. Otra opción es beber agua destilada a la que se añade un grano (1 grano es 1 grano, no un puñadito) de sal marina pura, para mineralizarla y restructurarla.

Repito que el agua destilada no debe tomarse durante periodos largos. En cualquier caso, conviene comprobar que nuestro nivel de electrolitos es el adecuado y no estamos perdiendo sales necesarias para el correcto funcionamiento de nuestro organismo.

Sistema básico de Pischinger

Este médico austriaco descubrió la importancia del tejido conjuntivo. Este líquido extracelular está presente en todo el cuerpo y su estado determina el estado de salud de las células, ya que éstas se bañan en él. Es la piscina de las células.

La limpieza del tejido conectivo (también llamado así) se realiza con agua, el mayor disolvente conocido. Frutas y verduras están mayormente compuestas de agua orgánica. Son pues, aparte del agua pura en sí, la mejor forma de eliminar sustancias de desecho de esta corriente corporal. El ayuno, como método de eliminación natural, es otra de las opciones terapéuticas. Con seguridad, la mejor.

Conclusión:

Si mi alimentación es la adecuada, casi no tengo sed. Cuando tengo sed, es porque he descuidado mi ingesta de frutas y verduras y suelo compensar bebiendo fuera de las comidas agua destilada restructurada durante periodos cortos y ayunos, siempre comprobando el nivel de electrolitos. Si no hay agua destilada, agua de mineralización muy débil. Si hay opción, mejor a temperatura ambiente.

El agua cargada de minerales inorgánicos no favorece la salud, sino que parece generar problemas por deposición en cartílagos y tejidos.

Capítulo 4- Alimentación

"La vida es una tragedia de nutrición" (Prof. Ehret)

Alimentación

Salvo algunas personas afortunadas que viven del aire (Respiracionistas) o se alimentan de los fotones de luz (Sun-gazing), todo ser vivo necesita alimentarse físicamente y nutrir sus órganos. En concreto, para realizar nuestras funciones básicas requerimos (aparte del agua y el aire) glúcidos, lípidos, proteínas, minerales, oligoelementos, vitaminas y fibras.

Hay gran controversia y discusión sobre la mejor manera de obtener estos requerimientos que el cuerpo necesita y no es capaz de generar. Aparte, nuestra sociedad ensalza la belleza física como exponente de valor, (quizás en un intento de olvidar la muerte y decrepitud, que lejos de ser un paso más en nuestra evolución, aparece como una amenaza de disolución de cada uno de los entes), lo que predispone a buscar soluciones milagro que mejoren la silueta (que no la salud) en cuestión de horas o días.

Mi experiencia es que la alimentación amucosa*, ordenada y consciente es una forma de vida, y ese orden y consciencia se ve reflejado no sólo en la mesa, sino en cada uno de los momentos que cada persona vive.

Yo cambié cuando empecé a introducir estos hábitos en mi rutina diaria. Me siento mucho mejor, con mejor humor, y mis escleróticas (parte blanca de los globos oculares) están más blancas. Yo lo he notado. Los demás también lo han notado.

Para poder entender la explicación posterior, vamos a explicar brevemente la clasificación simplificada de alimentos. Nos volveremos a referir a este cuadro cuando abordemos el tema del ayuno.

Clasificación de alimentos

1-Agua (por su importancia ha sido separada en capítulo anterior)

2-Hidratos de carbono (carbohidratos, clasificados en función del índice glucémico (IG), que es la forma más internacionalmente adoptada)

Azúcares simples

Simples o monosacáridos: Glucosa, fructosa y galactosa

Complejos o disacáridos: Sacarosa, lactosa, maltosa

*MDHS-Mucusless Diet Healing System del profesor Arnold Ehret

Azúcares complejos o polisacáridos

Almidones: Es un polisacárido de origen vegetal

Glucógeno: Almacenado en el hígado y el tejido muscular

3-Grasas o lípidos (en función de su grado de saturación)

Grasas saturadas: Carne, mantequilla...

Grasas insaturadas

    Monoinsaturadas: Ácido oleico (omega 9)

    Poliinsaturadas: Ácido linoleico (omega 6) y linolénico (omega 3)

Grasas hidrogenadas: Margarina

4-Proteínas (polímeros naturales formados por aminoácidos)

    Aminoácidos esenciales

    Aminoácidos no esenciales

5-Minerales (necesarios pero no producidos por el organismo)

    Macroelementos o minerales principales

    Oligoelementos o microminerales

6-Vitaminas (necesarios y no producidos por el organismo)

7-Fibra

Hidratos de carbono

A efectos prácticos y didácticos generales, podemos resumir que se dividen en azúcares y almidones. Como fuente de azúcares cabe destacar el azúcar blanco refinado, la miel, el azúcar moreno, la panela o caña de azúcar y las frutas dulces (plátanos, uvas, frutas desecadas). Los almidones los encontramos en cereales, patatas, legumbres, plátanos, calabazas, castañas y zanahoria.

La glucosa es la principal fuente de energía para el hombre. A través del ciclo de Krebs se realiza la oxidación de los glúcidos, lípidos y aminoácidos y se genera energía, liberando CO2.La generación de energía es de 9

kcal/g de grasa y 4 kcal/g de glúcidos y proteínas. Son pues, las grasas, las reservas que más energía pueden aportar. Esto lo veremos con más detalle en el capítulo destinado al ayuno.

Los hidratos deben constituir entre el 50 y el 80 % de la energía total de una dieta equilibrada, de acuerdo a los postulados actuales. En este porcentaje regulan el metabolismo de las grasas y ahorran proteínas, que pueden destinarse a una función muy importante, que es la reparación de tejidos.

Grasas o lípidos

Para hablar un lenguaje coloquial, podemos dividir este apartado en grasas "malas" y "buenas".

Podemos considerar grasas malas las saturadas y las hidrogenadas. Elevan el colesterol y los triglicéridos y taponan las arterias. Se relacionan con la grasas animales (carnes grasas y embutidos, salvo pescados) o las procesadas industrialmente (bollería, etc...), natas, margarina.

Las grasas buenas son aquellas que ayudan al sistema cardiovascular, flexibilizando las arterias, disminuyendo el colesterol y los triglicéridos. Entre los alimentos que aportan grasas buenas, están el aceite de oliva virgen extra, aceite de sésamo y aguacate, entre otras.

Es de resaltar que la ingesta de grasas es imprescindible. Constituyen el almacén de reservas más importante del organismo. Basta con que sepamos discernir cuáles son las adecuadas.

El porcentaje de ingesta diaria que se aconseja está entre el 10 y el 30 %.

Proteínas

Las proteínas están formadas por la combinación de unos compuestos orgánicos llamados aminoácidos. Es de resaltar la necesidad(según los postulados ortodoxos) de incorporar en nuestra dieta los aminoácidos esenciales, que son aquellos que no pueden ser generados por el cuerpo, sino que han de ser aportados por la dieta. Estos son: Isoleucina, Leucina, Lisina, Metionina, Fenilalanina, Treonina, Triptófano, Valina, Histidina. De todos, el más conocido es el triptófano. Mientras que los no esenciales son: Alanina, Tirosina, Aspartato, Cisteína, Glutamato, Glutamina, Glicina, Prolina, Serina, Asparagina.

Los frutos secos oleaginosos (pistachos, avellanas, nueces, almendras...), legumbres y cereales, como fuente vegetal y la leche, quesos, huevos, y sobre todo carnes no grasas y pescados y mariscos por la parte animal, proporcionan proteínas.

La ingesta excesiva de proteínas genera sobrecarga de hígado y riñones, ya que estos órganos son los encargados de eliminar los desechos propios de la metabolización. Como consecuencia, se genera una acidificación del medio y se genera desmineralización y descalcificación, ya que en un intento de compensación, se extraen de los huesos calcio, magnesio, manganeso y boro. En caso de déficit proteico, se producirá una evidente pérdida de masa muscular, que puede ocasionar la muerte en situaciones extremas.

El hecho de que alimentos como la carne contengan todos los aminoácidos esenciales abre la discusión frente a las corrientes vegetarianas.

Las proteínas, como ya hemos comentado, se utilizan para reparar y formar nuevos tejidos orgánicos. Otras funciones que habilitan son posibilitar el crecimiento (con lo que son menos necesarias a medida que envejecemos) y descomponer alimentos junto a las enzimas.

El porcentaje adecuado está entre el 10 y el 15% diario.

Minerales

Son nutrientes esenciales que no son generados por el organismo.

Podemos distinguir entre macroelementos (minerales principales) y oligoelementos o microminerales. En la tabla adjunta destacamos los minerales necesarios para el cuerpo, la función principal que realizan (entre otras) y algunos de los alimentos en que se encuentran.

Es de resaltar que todos son necesarios. Hay algunos vitales, entre los que se encuentra el sodio. No por padecer enfermedades como la hipertensión, por ejemplo, se debe restringir totalmente la ingesta de sodio, puesto que entonces se produciría un desequilibrio osmótico, del que ya hemos hablado anteriormente. Sin embargo, el sodio en exceso es claramente perjudicial y peligroso, no sólo para los hipertensos, sino también para los enfermos de cáncer y enfermos en general.

Mi opinión personal es que todo el Universo somos Uno, por lo que todos los elementos de la tabla periódica son necesarios para el Ser Humano en mayor o menor medida, aunque en algún caso su utilidad no haya sido aún totalmente demostrada.Y es que hubo un tiempo que la tierra se creía plana.

Es de resaltar la importancia de la procedencia de los minerales. El cuerpo humano parece procesar y aprovechar los minerales orgánicos (procedentes de los vegetales que los absorben del suelo y los quelan), de forma que sirvan para realizar las necesarias funciones. Los inorgánicos son rechazados por el organismo o bien almacenados de diferente forma, para que no hagan daño. Los nódulos, piedras de oxalato cálcico y carbonato cálcico, son ejemplos. El agua destilada y el ayuno son capaces de disolver y arrastrar a desecho estos minerales inorgánicos almacenados.

Los minerales o sales minerales forman parte también del Ciclo natural del Agua que se comentó en el capítulo 2, ya que se encuentran en ríos y fundamentalmente en el mar, y son concentrados y disueltos a lo largo del ciclo. Exactamente igual que ocurre dentro del organismo.

De la tabla 1 puede deducirse que prácticamente todos los minerales pueden obtenerse de las frutas y verduras. Obsérvese también que los alimentos de origen animal los contienen. Lógicamente, el lector puede preguntarse por qué se habla tanto de la importancia de no comer carne o lácteos como el queso curado, si a la vista de su composición, parecen ser más completos que las frutas y verduras. La respuesta rápida (y muy simplificada) a esta pregunta se encuentra en que los alimentos de origen animal, aunque aportan proteínas y minerales, generan la acidificación del organismo, lo que obliga a utilizar reservas almacenadas, por ejemplo huesos y dientes, intentando compensar dicha acidez.

No debemos perder de vista la importancia de todo en el Todo.

Minerales	Función principal	Animal	Vegetal	Frutas	Dosis diaria,mg
Calcio*	Conducción nerviosa,contracción muscular	Lacteos,Pescado	Nueces	Higos secos,frutas desecadas	500
Fósforo	Junto con el Ca forma fosfato cálcico(huesos y dientes)	Lácteos,huevos,carne,pescado	Cereales,legumbres,frutos secos	Higos secos,frutas desecadas	500
Cloro	Mantiene presión osmótica	Sal,leche de cabra,queso,pescado,	Remolacha,zanahoria,rábanos,verduras en general	Coco	5000
Magnesio	Producción de energía	Lácteos,quesos,carne,	Cereales,legumbres,nueces,salvados de avena y trigo,almendras,pipas de calabaza		300
Potasio	Metabolismo de hidratos,grasas y proteínas	Lácteos,quesos,carne,	Judías,nueces	Plátanos,aguacate	4
Sodio	Mantiene presión osmótica	Conservas,fiambres,embutidos,productos envasados,pan,quesos,			2
Hierro	Formación de hemoglobina,cadena respiratoria	Huevos,vísceras,Hígado,carnes,pescados		Higos,ciruelas,	
Fluor	Endurecimiento dental	Café,té,mariscos,	Patatas,cebollas	Naranjas	4
Cobre	Huesos,nervios ys sistema vascular	Vísceras,mariscos	Frutos secos,legumbres,cereales integrales	Verduras	0,9
Zinc	Sistema reproductor	Carne,huevos,mariscos,	Nueces,legumbres,cereales integrales,algas,soja	Piña,higos	10
Selenio	Respuestas inflamatorias,antidepresivo	Lácteos,huevos,Carne,mariscos,pescados		Melones,uvas	0,075
Manganeso	Sistema inmunitario,metabolismo de hidrocarburos y grasas	Té	Cereales,Nueces,verduras	Fruta en general	1
Cromo	Síntesis de aminoácidos,control de colesterol	Carnes	Cebollas,berros,patatas,aceite de oliva	Cítricos	0,4
Molibdeno	Metabolismo del hierro	Lácteos	Verduras,cereales integrales,legumbres		0,15
Yodo	Regulación hormonal(tiroides,...)	Sal,mariscos,	Ajo,cebolla,algas	Piña,higos	0,15
Boro	Mantenimiento de huesos fuertes y regulación hormonal		Legumbres,verduras verdes,zanahorias	Uvas y manzanas	1
Cobalto	Componente central de la vitamina B12	Lácteos,carnes		Peras	0,1
Germanio	Regeneración celular,Producción anticuerpos,antioxidante		Ajo,aloe vera,verduras frescas		0,1
Silicio	Nutrición de tejidos		Creeales integrales,verduras en general	Fruta en general	0,1
Níquel	Metabolismo de hidratos,grasas y proteínas	Pescados,mariscos	Cereales integrales,verduras en general	Albaricoque,melocotón	0,1
Vanadio	Metabolismo de glucosa(en estudio)	Mariscos	Alfalfa,aceite de oliva,cereales,perejil		0,1
Selenio	Protección sistema inmunológico,antioxidante,antivejez	Lácteos,carne,pescado	Frutos secos,legumbres,verduras,ajo	Ciruelas,uvas	1

* Necesita vitamina D

Ayuno y Alimentación: El Viaje a ti mismo

Vitaminas

Son sustancias imprescindibles para la vida y al igual que los aminoácidos esenciales, las vitaminas no pueden ser sintetizadas por el organismo y han de ser aportadas por los alimentos naturales.

Las vitaminas pueden clasificarse por su solubilidad en grasa o en agua en Liposolubles ó Hidrosolubles.

Destacamos su función principal en el organismo:

Liposolubles (A,D,E,K).

A-Esencial para la vista, crecimiento, dientes, piel y cabello.

D-Mantener niveles de calcio y fósforo.

E-Antioxidante natural

K-Formación de huesos y tejidos, control coagulación

Hidrosolubles (B1,B2,B3,B5,B6,B8,B9,B12,C)

La función principal de las vitaminas del grupo B es obtener energía de los alimentos.

B1 (Tiamina)-Descompone azúcares de los alimentos

B2 (Riboflavina)-Crecimiento corporal

B3 (Niacina)-Obtención de energía de los alimentos

B5 (Ácido pantoténico)-Formación de anticuerpos

B6 (Piridoxina)-Transformación de energía de los alimentos

B7-8 (Biotina)-Formación celular

B9 (Ácido fólico)-Creación de células nuevas

B12 (Cianocobalamina)-Sistema nervioso central y formación glóbulos rojos

C (Ácido ascórbico)-Antioxidante

Desde mi punto de vista, los suplementos vitamínicos no siempre son efectivos, ya que no son aprovechados por el organismo debido a su baja biodisponibilidad, con lo que frecuentemente son expulsados por la orina, sin un servicio real al organismo.

Las dosis necesarias de vitaminas no son altas en general y son fácilmente alcanzables con una alimentación variada.

Adjuntamos un cuadro resumen donde presentamos las dosis medias diarias para una persona adulta (hombre).

Vitamina	Nombre	Función principal	Animal	Vegetal	Frutas	Dosis diaria,mg
A		Antioxidante,crecimiento de huesos,vista	Lácteos,huevo(yema)	Zanahoria,calabaza,tomate,lechuga,brócoli,espinaca	Melón,papaya,mango	0,9
D		Regulación niveles de calcio y fósforo	Lácteos,huevo(yema),pescado azul(arenque,sardinas,salmón,atún)	Soja y derivados		0,01
E		Mejora función cardiovascular,antioxidante		Aceite de oliva,frutos secos,espinaca,tomate		15
K		Formación de huesos,control de coagulación sangre	Hígado,huevo(mayonesa),atún,lácteos,carne	Espinaca,col,lechuga,perejil,espárragos,cereales integrales,judías verdes	Fruta en general	0,12
B1	Tiamina	Sistema nervioso(glucosa)	Lácteos,carne	Frutos secos,cereales integrales,guisantes,patatas,espárragos	Naranjas	1,1
B2	Riboflavina	Transformación de alimentos en energía	Lácteos,carne y pescados	Espárragos,espinaca,cereales integrales	Aguacate	1,3
B3	Niacina	Transformación de energía de los hidratos de carbono,control glucosa en sangre	Lácteos,carne y pescados	Aguacate,alcachofa,patata,cereales integrales	Aguacate	16
B5	Ácido pantoténico	Formación de anticuerpos	Lácteos,huevo(yema),aves,vísceras	Verduras en general,cereales,legumbres		0,005
B6	Piridoxina	Descomponer proteínas en aminoácidos	Carne,levadura	Legumbres,frutos secos	Aguacate,Plátano	1,7
B7-8	Biotina	Metabolismo de grasas y proteínas	Lácteos,huevo (yema),carne,hígado	Nueces,cereales,chocolate		0,03
B9	Ácido fólico	Formación celular	Hígado	Soja,pipas de girasol,verduras,legumbres,frutos secos	Piña,plátano	0,2
B12	Cianocobalamina	Mielina de células nerviosas	Lácteos,huevos,carne y pescados	Aloe vera		0,0024
C	Ácido ascórbico	Antiescorbútica,Antioxidante,antihistamínica,tensión arterial		Verduras en general	Fruta en general	90

En base a este cuadro, podemos ver cómo con una alimentación basada en frutas y verduras podemos obtener prácticamente todas las vitaminas. En el caso de la vitamina D, la soja y sus derivados serían las únicas fuentes vegetales alternativas. Quizás no sea tan malo, después de todo, tomar algo de pescado de vez en cuando?*

*Vegetariano

La importancia de las enzimas

La digestión comienza en la boca. Es algo que con frecuencia olvidamos. Yo lo olvido con frecuencia.

Las enzimas son compuestos que ayudan a degradar los alimentos de forma que sean más fácilmente metabolizados. Sin ellas, la digestión sería una labor ardua y larga.

Es de destacar que cada enzima actúa sobre sólo una sustancia:

Amilasa-Almidón

Lipasa-Grasas

Proteasa-Proteínas

Y que cada sustancia, al menos las más diferentes, necesitan valores de pH diferentes para una óptima digestión.

La ptialina, en la saliva, permite comenzar la digestión de los carbohidratos, que continúa en el tubo digestivo. Sin embargo, la pepsina del estómago necesita un medio ácido y al contrario la tripsina un medio alcalino. Esta es la razón de que la mezcla de un ácido y un almidón genere problemas de digestión (tomate y patata).

La temperatura de los alimentos es también importante para optimizar la digestión. Por ello, conviene no tomar bebidas frías o heladas mientras se come, siendo preferible, en su caso, una infusión, agua templada o caliente o mejor, nada.

El cuerpo es sabio y sabe protegerse de las agresiones externas. Cuando la alimentación no es adecuada, es capaz de generar mucosidad. Mucha mucosidad viene de los alimentos preparados.

Dieta ideal

Las opiniones sobre la alimentación son dispares. Hay decenas de dietas diferentes, cada una garantizando que es sana, no tiene efectos secundarios y es segura. Pero no siempre es así. Muchas dietas no son equilibradas y se apoyan en la ingestión casi exclusiva de grasas, o de proteínas.

Recientemente hemos tenido noticia de los problemas que se derivan de ellas. Otras son simplemente dietas yo-yo, y el peso se recupera rápidamente una vez se ha completado el periodo.

Es evidente que mantener el peso en el rango adecuado es una de las necesidades para sentirse bien. Como ya hemos apuntado, las dietas ofrecen "milagros" a corto plazo. Y los milagros, al menos en las dietas, no existen.

A pesar de la discrepancia de opiniones en el sector, los nutricionistas y nutriólogos ortodoxos coinciden en apuntar que la base de la alimentación "sana" pasa por la ingesta de verduras y frutas, carbohidratos tales como la pasta o el arroz (ambos integrales), pescado como proteína animal, y restricción de los azúcares y la carne, entre otros. Si bien la pirámide nutricional recomendada por las diferentes corrientes no coincide siempre, es casi unánime la bondad del alimento verde.

No cabe duda que detrás de la alimentación hay intereses económicos que dirigen la información al público en uno u otro sentido, vendiendo como bueno y saludable comestibles que no son nutrientes, y que en muchos casos perjudican y alteran el organismo.

Según informes de accionariados de las diferentes empresas multinacionales, la industria farmacéutica está dirigida mayoritariamente también por aquellos que dirigen la industria alimentaria, con lo que se crea un conflicto de intereses, o mejor dicho, ningún conflicto, pues si la alimentación generara enfermedades, ahí estarían las medicinas para tratarlas.

También se ha privado el desarrollo de I+D+i con los recortes presupuestarios derivados de la crisis mundial, y como es natural, la salida al mercado de un producto va siempre por delante de las consecuencias que ese producto genera en los humanos y que pueden ser demostrados a nivel de laboratorio.

Como muestra, tenemos los casos de obesidad, diabetes, esclerosis y decenas de enfermedades que se atribuyen a la comida basura y que están siendo padecidas por los niños de todo el mundo a medida que avanza la colonización de las grandes cadenas de comida rápida. En España, a día de hoy, un tercio de los niños tiene sobrepeso y enfermedades como la hipertensión crónica siguen escalando posiciones. Los cardiólogos afirman que la ingesta de sal refinada supera el valor medio recomendado.

Y la tecnología, que avanza de manera inexorable, en mucho casos tampoco ayuda: Las impresoras 3D están ya generando comida artificial y se atisban como alimento del futuro. Y suma y sigue...

Vamos a peor en la alimentación. Este es un hecho innegable.

El sistema sigue dominado por el dinero, y estamos obligados a comer para sobrevivir. Si a la vez vivimos apurados intentando llegar a fin de mes manteniendo a nuestras familias, y los gobernantes son incapaces de cambiar y amoldar las leyes a los requerimientos de la población, difícilmente podemos acceder a comidas nutritivas, pausadas, que nos generen calma y tranquilidad. Esto es palpable cada vez que visitas un supermercado en nuestro país. Y lo mismo ocurre en todo el mundo, con el apoyo de los anuncios en televisión.

En un desesperado intento de minimizar el impacto, van creciendo los movimientos "slow-food", vegetarianos y veganos, higienistas, amucosos, etc...gracias a la amplia difusión que la red ha facilitado. Podríamos decir que Internet es la gran alternativa divulgativa a la televisión. El hecho de que sea democrática también genera sus riesgos, pero al menos parece que el poder de información se distribuye entre muchos y no entre pocos, como ocurre con la prensa, la radio y la TV. Es por ello que Internet se ha convertido también en una fuente de buena información sobre alimentación.

Pero, ¿cuál es la buena alimentación?

Aquella que no genere toxemia.

La buena alimentación

El Ser humano sólo necesita frutas y hojas verdes para vivir. Esta es para mí la realidad, si la toxicidad interna no existiera.

Lamentablemente, todos tenemos una carga tóxica que nos imposibilita nutrirnos exclusivamente con frutas, dado que éstas tienen un poder disolvente muy alto, y nuestros órganos pueden no gestionar la eliminación de forma satisfactoria. Es por ello que hay que cuidar la ingesta de frutas, bien bajando el número de piezas o bien comiéndolas cocinadas (manzana, pera, melocotón, plátano...),para minimizar la disolución de toxinas.

Las toxinas las hemos ido acumulando con el paso de los años a través de la ingesta de medicamentos y combinación errónea de alimentos, fundamentalmente la mezcla de almidón y proteína.

Según los nutricionistas actuales el Ser humano necesita Agua, glúcidos, lípidos, proteínas (aminoácidos), vitaminas, minerales y oligoelementos para nutrirse. Las enzimas procesan los alimentos y los adecúan a las necesidades.

Demos pues al organismo esta secuencia de alimentos nutrientes:

¿Cómo empezar?

Decíamos en el capítulo anterior que lo mejor es empezar el día con dos vasos de agua templada (400-500 ml). Durante el ayuno nocturno, el cuerpo ha estado reparando tejidos y la eliminación de toxinas será así más efectiva.

Después de los dos vasos de agua templada, esperando al menos 15 minutos, nada sería mejor que tomar fruta, a ser posible ácida, bien en zumo, bien en batido, o como sólido. Yo prefiero empezar con zumo o batido.*

En caso de decidir desayunar, la mejor fruta para empezar el día es la fruta ácida (kiwi, piña, fresa, granada, pomelo, mandarina, limón y tomate). No soy muy partidario de la naranja, ya que sobrecarga el hígado, aunque puedo tomarla de vez en cuando. Tampoco hago mezcla de frutas, sino que tomo sólo una variedad: 6 kiwis, 1 piña,3 pomelos,... pero puedes añadir un trozo de gel de Aloe Vera (natural) o un tapón de bebida de Aloe Vera 100%(se encuentra en al menos un supermercado de la cadena alimenticia española)

Considero que el organismo tiene menos necesidad de procesar si no ha de cambiar la forma de digestión (cada alimento tiene unas necesidades de procesamiento, enzimas que utilizar, rango de pH, etc...):Si sólo tomas un alimento en cada tramo, el proceso es rápido y limpio, sin apenas desgaste corporal. Es evidente que esto redunda en beneficios (pero esta rápida eliminación puede sobrecargar tus riñones). No debemos olvidar que aunque complejísima, el cuerpo humano es una máquina, y como tal,

*Si el organismo no está limpio (casi ninguno lo está), es mejor evitar comer fruta ácida por las mañanas. No desayunar es una buena opción.**De acuerdo a la corriente higienista , y siguiendo los ciclos naturales, el cuerpo se limpia entre las 4 y las 12 de la mañana, por lo que no desayunar sólido es importante para no paralizar dicha limpieza. Algo similar preconiza el Dr. Hiromi Shinyia, que apoya lo que él denomina "el breve ayuno".

alargar o no su vida útil va a depender del mantenimiento preventivo que se realice y se programe, y del degaste a que lo sometas.

Las frutas que voy rotando en el desayuno son las siguientes: kiwi, piña, pomelo, mandarina y fresa en temporada. También, aunque no son ácidas, incluyo para desayuno el melón o la sandía. La razón de incluirlas en la mañana es que los melónidos son más digeribles hasta las 12 del mediodía, siendo aceptables hasta las 3 de la tarde e inaceptables a partir de esa hora. (De acuerdo a las corrientes higienistas, el cuerpo se limpia entre las 4 y las 12 de la mañana, por lo que no desayunar sólido es importante para mejorar la salud. Realmente hay muchos días que sólo desayuno agua y agua con limón).

La digestión y procesamiento de esas porciones de fruta no va más allá de los 40 minutos, incluso con cantidades importantes (hay bibliografía que habla que la digestión del pomelo toma dos horas, pero no es mi experiencia). Después de este periodo, nuestro sistema está preparado para tomar un nutriente diferente, si es que tenemos más hambre, por lo que podemos proceder a continuar nuestro desayuno con otros alimentos. En mi caso difícilmente añado otro alimento, salvo leches vegetales u horchata, como pronto media hora más tarde.

Llegados a la hora de la comida, ya podemos empezar con la obligatoria ensalada. No hay alternativa. La ensalada es obligatoria. Necesitamos clorofila.

La base de la ensalada debe ser verde (lechuga, espinaca, berro, rúcula, canónigos...), y debe incorporar zanahoria rallada .Puede complementarse con cuantos otros vegetales u hortalizas cocinadas al vapor se quiera, aunque teniendo en cuenta que cuantos más mezcles, mayor necesidad habrá de procesamiento y por tanto, mayor desgaste bioquímico.

En nuestra típica ensalada, solemos añadir tomate. Esta es una práctica maravillosa, por la importancia del licopeno, que incluso puede potenciarse si se añade una grasa monoinsaturada como el aceite de oliva virgen extra. Sin embargo, el tomate no debe mezclarse con patata, zanahoria(salvo rallada) o remolacha, ya que la acidez del tomate inhibe la acción de la enzima ptialina, que en boca, comienza a procesar el contenido en hidratos de estas especies; si no hay procesamiento del carbohidrato, se generará una mala digestión.

Tomate, pepino, lechuga, zanahoria rallada, canónigos y rúcula, por ejemplo, es una combinación apetitosa y nutritiva. El tomate cuanto más maduro, mejor.La zanahoria rallada, a pesar de poseer almidón, es un elemento que facilita el barrido del moco interno.

Después de la ensalada, que es rápidamente digerida y facilita el tránsito intestinal, puedo comer algo de verdura cocinada (berenjena, pimiento, col, lombarda, espinaca, acelga, calabaza, alcachofa...).

Puede utilizarse como aderezo aceite de oliva virgen extra y si no eres vegano, puedes preparar mayonesa casera. La mayonesa te da sensación de hartazgo.

Como complemento puede comerse unas rebanadas de pan integral tostado.

El arroz y la pasta son alimentos que generan mucosidad, y que sólo han de servir para parar procesos de eliminación cuando sea necesario.

Las fabes o alubias son alimentos de digestión muy pesada. Y el por qué de esa dificultad en la digestión se encuentra en que su composición es una mezcla porcentualmente parecida entre hidratos, proteínas y grasas. Este es un buen ejemplo de cómo se complica la digestión cuando el alimento no es simple(o no predomina claramente uno de los componentes).

Luego en la comida del mediodía estamos introduciendo hidratos de carbono saludables.

- ¿Y qué tomamos de postre?

- Nada. Mezclar salado y dulce es una práctica perniciosa que genera mucha mucosidad interior y que aumento el tiempo de digestión.

Hay especialistas que aconsejan fruta a elegir entre manzana, pera o papaya. Estas son frutas enzimáticas y ayudan mucho a la digestión. Para mí esto no es correcto por posible fermentación. En cualquier caso, bajo ningún concepto debe comerse fruta de otro tipo, menos aún la ácida (salvo piña después de la proteína de la carne, por su contenido en bromelina).Tomar sandía después de una comida es altamente perjudicial bajo mi experiencia personal, habiéndose demostrado científicamente que el contenido en arsénico es del 0,5% media hora después de abrirla. Una vez que la sandía se pone en contacto con alcohol, el valor de arsénico se eleva al 3%.Haz la prueba de meter un trozo de sandía en alcohol, y verás qué ocurre.

Estamos acostumbrados a beber durante las comidas. Esto es un error, ya que el agua diluye los juegos gástricos que deben facilitar nuestro proceso. Si se quiere beber algo, si acaso, se puede optar por una infusión caliente (templada).

El alcohol está terminantemente prohibido. Es una droga legal que no aporta nada. Si socialmente tienes que beber por tu trabajo, hazlo fuera de las comidas. Si aún así te ves obligado o simplemente lo elijes por el placer que te supone, no olvides tomar unas cucharadas de aceite de oliva virgen con tu ensalada para que el hígado aguante mejor el tóxico del vino. Sé que los defensores hablan de la necesidad de romper la pared celular de celulosa, pero tengo comprobado que el vino no es necesario. Los beneficios que también se acreditan al vino tinto (resveratrol, etc...), no proceden de la fermentación alcohólica, sino de la propia uva.

Las bebidas azucaradas están igualmente desaconsejadas. En general, todo lo que esté procesado por el hombre, debe ser minimizado o descartado. Recomiendo que vayas al supermercado y eches un vistazo.

Si estás acostumbrado o acostumbrada a aderezos como la sal, se puede intentar cambiar a otro tipo de aderezos más naturales como el apio, cúrcuma, albahaca, canela, jengibre, comino, clavo, tomillo, etc...dan mucho sabor a las comidas sin tener el componente pernicioso de la sal.

Aunque la sal es una sustancia que disuelve el moco, es más perniciosa que beneficiosa.

Un par de vasos de leche vegetal (arroz, quinoa, avena, almendras...) es un alimento nutritivo y sano.

La cena debe hacerse cuanto antes. En España cenar a la 6 de la tarde es casi imposible, debido a nuestros horarios de trabajo, pero ha de evitarse cenar más allá de las 9 de la noche, ya que necesitaremos un par de horas antes de irnos a la cama para que el descanso sea placentero y restaurador.

La cena debe ser suave: ensalada, verduras y si acaso unas rebanadas de pan integral tostado. En caso de que se quiera proteína animal, mejor pescado que carne y mejor carne blanca que roja. Como pescado, salmón o sardina. Sin sal.

Aunque no me considero ni vegetariano ni vegano, no soy partidario de comer carne por muchos motivos. Ni siquiera acepto que el ser humano sea omnívoro, sino frugívoro. Sólo decir que parece demostrado que la ingestión de carne perjudica más que beneficia. La pretensión de la necesidad de vitamina B12 o de las proteínas complejas es un apartado abierto a discusión y debate que no vamos a abordar en este trabajo.

Si comes carne, ponle delante ensalada y verduras . Notarás el cambio.

Mezcla de alimentos

La alimentación que utilizo se basa en evitar en lo posible la mezcolanza y se encuentra muy cerca de corrientes como la dieta amucosa de Ehret y el Higienismo del Dr.Shelton. Es imprescindible no combinar alimentos que considero incompatibles y cuyas mezclas se estudian en Trofología. Evitar todo lo procesado en una fábrica y consumir dieta cruda lo máximo posible. El alimento procesado pierde sus propiedades y pasa de ser un nutriente a simplemente un comestible.

Dentro de las incompatibilidades encontramos:

Imprescindible no mezclar almidón con proteína (huevos con patatas, pan con queso,...).Esta mezcla es la mayor generadora de moco.

No deben mezclarse carbohidratos entre sí (Pan, harina, pasta...), ni proteínas entre sí (huevos, carne, pescado, leche...), ni frutas ácidas (tomate y kiwi) entre sí. Tampoco es bueno la mezcla de ácidos (vinagre, tomate...) con cualquier otro componente que no sea la verdura. Las necesidades son diferentes y se trata de digerir bien y minimizar los esfuerzos.

- ¿Y para qué minimizar esfuerzos?

- Para que el cuerpo descanse y pueda emplear toda su energía en la reparación de tejidos.

Es curioso que aceptemos que una herida exterior se cierra sola y que no podamos entender que el cuerpo se restaura y limpia interiormente gracias a la inteligencia divina y universal.

Limpieza de la fruta y verdura

Todos queremos consumir alimentos orgánicos, pero en la actualidad hay una gran diferencia de precio frente a los alimentos convencionales o no-orgánicos.

Una forma sencilla de tratar frutas y verduras y eliminar o minimizar la carga de pesticidas y contaminantes que presentan es la siguiente:

Sumergir la fruta y verdura en agua exenta de cloro (agua destilada o agua del grifo que has dejado al sol durante varias horas) y añadir una cucharada sopera de vinagre de manzana por cada litro de agua añadido. Mantener durante 20 minutos. Después enjuagar bien con agua destilada y/o secar con un trapo limpio y seco.

Como alternativa, para los más puristas, el vinagre puede sustituirse por bicarbonato sódico. En este caso, la dosis de bicarbonato debe ser de una cucharadita de café por cada litro.

Complementos vitamínicos

Por supuesto los he tomado para probar. Forman parte de nuestro sistema de consumo, pero no los considero para nada imprescindibles.

Hay muchas personas que cuando consultan a su médico o terapeuta no salen contentas si no les recetan algo. Yo tenía esta forma de pensar antaño.

El cuerpo humano no necesita nada más que descanso y condiciones propicias para restaurarse todo lo posible. Esto sin embargo, tiene sus limitaciones como veremos posteriormente.

Evacuación

Cuando alguien está de mal humor suelo preguntarle que cuántas veces evacúa al día. Y hay respuestas que realmente me sorprenden, ya que consideran que evacuar 2 ó 3 veces por semana es algo normal.

Nada más lejos de la realidad. ¿Cómo puede ser normal evacuar los residuos con esta cadencia, si hacemos 2 o más comidas completas cada día? Si comemos 3 veces al día y sólo evacuamos una o ninguna, ¿dónde creemos que pueden estar las comidas que no evacuamos?

- Dentro de nuestro cuerpo, evidentemente.

- ¿Y qué hace nuestro cuerpo con esas comidas que no evacuamos?

- Almacenarlas de forma que nos haga el menor daño posible.

Nuestro intestino grueso (colon) está cubierto de mucosa que permite el paso de nutrientes (o tóxicos) a nuestra corriente circulatoria. Cuando no es posible la evacuación, esta mucosa se va recubriendo de capas tóxicas que trasladan parte de su toxicidad a la sangre y con la pérdida de superficie impiden la absorción de nutrientes. Se va creando un círculo vicioso que no puede resolverse fácilmente, salvo que se elimine esa placa. Es de resaltar la sobrecarga que el hígado recibe cuando el intestino grueso está sucio, ya que toda la sangre ha de pasar por allí para limpiarse, y cuanto más cargada vaya, más difícil será para el hígado.

La forma de evacuación también ha evolucionado con el tiempo y nuestro desarrollo social: Antes las personas se ponían en cuclillas para defecar y hemos pasado al cómodo WC, que con su diseño, fuerza nuestro músculo pubeorectal y disminuye el paso de las heces, con el consiguiente agravamiento de enfermedades.

Para paliar este inconveniente, es suficiente comprar una apoyo de 30 cms de altura donde colocar los pies cuando se evacúe, lo que permite adoptar una posición similar a la ancestral. Si hay opción, por supuesto, es aún mejor evacuar en cuchillas; pero nos hemos acostumbrado al inodoro y evacuar de rodillas es incómodo. También es muy útil durante la evacuación colocar ambas manos encima de la cabeza o elevar los brazos todo lo posible. Estas posiciones facilitan la salida de heces del colon.

Una vez que pruebes estas sencillas técnicas, no querrás cambiar nunca más.

Escala de Bristol

A fin de presentar los tipos más comunes de heces, se creó la llamada Escala de Bristol.

En ella se marcan 7 niveles:

Nivel 1-Pedazos duros separados (como bolas).Estreñimiento importante

Nivel 2-Como una salchicha pero con bultos en forma de bola. Estreñimiento moderado

Nivel 3-Como una salchicha pero con líneas en la superficie. Ideal. No mancha papel higiénico

Nivel 4-Como una salchicha blanda y suave. Ideal. No mancha papel higiénico

Nivel 5-Pedazos blandos de fácil excreción. Diarrea leve

Nivel 6-Pedazos blandos desechos. Diarrea moderada

Nivel 7-Aquosa.Diarrea importante

Es fácil saber cuándo una persona se alimenta convenientemente o cuándo no: Basta con entrar en el baño cuando ella sale. Os puedo asegurar que si se sigue una correcta alimentación, sin mezcla nociva de alimentos, no hay flatulencias, ni las heces huelen, y ni siquiera manchan el papel higiénico. Te propongo que lo pruebes una semana.

Formas de solucionar el estreñimiento

La forma natural es la de beber agua, combinar adecuadamente los alimentos y no comer durante el periodo de limpieza (de 4 a 12 am), pero en caso de que se transgredan esas reglas, se puede solucionar la situación de la siguiente forma:

-Sen (infusión o mezcla de hojas con agua)

-Carbonato de magnesio

-Lactobacilos

-Semillas de lino

Inicialmente mezclar una cucharada de cada en cada comida. Variar dosis en función de resultados, que no deben tardar más de 3 ó 4 días.

Otra solución es beber aloe vera puro (50 ml, no más) antes de cada comida.

Una tercera es beber 4 vasos de agua y un quinto de agua caliente con zumo de limón natural en ayunas.

Capítulo 5- Ayuno

Mi cuerpo se cura con el Ayuno (Raúl Fernández)

AYUNO

No soy una persona religiosa. De niño me crié en colegio de curas y a medida que he ido creciendo he visto las barbaridades que la iglesia ha hecho y sigue haciendo en nombre de Dios.

No es pues mi interés darle ninguna connotación eclesiástica a este apartado del Ayuno, aunque no cabe duda que puede existir un alcance espiritual en esta decisión y los grandes maestros iniciados (Jesús, Buda, ...) lo utilizaron para purificarse y trascender.

Ayunar no es pasar hambre. El Ayuno es una actitud de descanso fisiológico que permite que el cuerpo destine todos sus recursos a reponer tejidos y sistemas dañados. Ayunar es limpiarse interiormente, es permitir que el cuerpo recupere su salud. Es un viaje a ti mismo. Apasionante.

Hay muchas posibilidades de ayuno y he probado todas, a excepción del ayuno total (sin alimento y sin agua), ya que me parece contraproducente.

No es una técnica que yo recomiende a los no iniciados, ya que es particularmente dura si no se tiene experiencia; sobre todo cuando se atenta el ayuno hídrico (sólo con agua).

Tampoco recomiendo esta dinámica a aquellos o aquellas que sólo lo hagan por perder peso. En estas circunstancias, el ayuno es peligroso y debe ser supervisado por un profesional de la salud. No hagáis ayunos sin consultar a vuestro médico, ya que las consecuencias pueden ser muy negativas.

Las personas anoréxicas, bulímicas, que tienen bajo peso, tuberculosis, o diabetes tipo 1, no deberían ayunar. Igualmente aquellas madres que están amamantando.

Si algún lector quiere empezar a ayunar y su médico no le ha marcado ninguna contraindicación, mi recomendación es que comience saltándose una comida (cena por ejemplo) y vea cómo se siente. Si la sensación es de amargura y desesperación, quizás el ayuno no sea la mejor de las pautas a seguir, hasta que haya avanzado en su limpieza interior.

Una vez que uno empieza a conocerse, puede ir incrementando la frecuencia y duración de los ayunos, siempre sobre una base lógica y conservadora. El Ayuno es una forma de vida y no una competición.

Ayuno de 24 h

Así, a esa esporádica noche sin cenar, puede seguirle otra la siguiente semana, saltándose también el desayuno del día siguiente, con lo que se completa un primer ayuno de 24 horas,

contando con que la última comida del día anterior tuvo lugar al mediodía. Para retomar la ingesta de alimento, es bueno hacerlo con fruta fresca y jugosa* (mejor que fruta ácida, aunque sea por la mañana), seguida de una ensalada, media hora más tarde.

Durante estas 24 horas sin ingerir más que agua, el cuerpo tira de sus reservas. En este caso, son los glúcidos los que se consumen, para proporcionar energía al cerebro.

Una vez completado este primer ayuno de 24 horas, conviene reflexionar y observar las reacciones que hemos experimentado:

•   ¿Ha habido desesperación, dolor de cabeza, miedo…?

*Favor de controlar el exceso de eliminación

- ¿Hambre?¿Mucha hambre?¿Sensación de vacío?

Este periodo de ayuno no suele ser peligroso y probablemente es seguro para la mayoría de las personas, salvo aquellas que sufren diabetes tipo 1,tuberculosis, anorexia, bulimia o desórdenes alimenticios.

1 día es el periodo máximo que una persona debe ayunar sin asistencia externa. Cuando se ha entendido y se ha respondido bien a la dinámica del ayuno, normalmente puede realizarse una vez por semana, o una vez cada dos semanas.

Ayuno de 48-72 h

Durante el segundo y tercer día, una vez que se ha agotado el combustible de los carbohidratos, el cuerpo recurre a sus reservas de proteínas y de grasas, en una proporción aproximada de 10 y 90 % respectivamente. Es decir, durante el ayuno, a partir del segundo día, hay un ligero consumo de proteínas y por consiguiente pérdida de masa muscular. Esta pérdida no es importante ni preocupante, salvo que el individuo no tenga reservas suficientes. He aquí el por qué de la necesidad de consultar a un profesional antes de emprender una aventura de ayuno más allá de un día.

Con un 90%, son las grasas el principal combustible que utiliza el cuerpo para conseguir energía. En un humano sano medio, la combustión de grasas alcanza su máximo nivel a los 10 días. Es por ello que algunos ayunos suelen durar 11 días. Sin embargo, estas reservas de lípidos pueden durar hasta mes y medio o más, dependiendo de la constitución del individuo.

El segundo y tercer día son duros. La sensación de hambre que comienza varias horas después de la última comida y se ha hecho patente durante el primer día, se agudiza el segundo y tercero. Igualmente, la corriente sanguínea empieza a arrastrar cantidades importantes de tóxicos que empiezan a ser eliminados de los diferentes tejidos y órganos y van a ser excretados vía riñones, boca o piel. Son frecuentes los dolores de cabeza y un malestar general, seguidos de debilidad. Con frecuencia se confunden estos síntomas con síntomas de debilidad por enfermedad y la persona cede al impulso de comer, lo que da la orden al cuerpo de que pare inmediatamente la operación de limpieza y se prepare de nuevo para procesar la comida. Esto detendrá los dolores de cabeza, pero igualmente la recuperación, dejando el ayuno sin su terapéutica más eficaz (aunque sí sirve parcialmente).

Este ayuno, una vez con certeza de que nuestro médico no lo desaconseja, puede realizarse una vez al mes, como media.

Ayuno de 7 días

No debe realizarse este ayuno ni ninguno de mayor duración sin el consentimiento ni sin seguimiento médico.

Pasados los 3 primeros días, el cuarto es probablemente el peor de todos. El organismo está repleto de toxinas que viajan con objeto de ser eliminadas y aún persiste la sensación de hambre.

El cuerpo sigue tirando de las grasas y algo de la proteína y se hace muy visible la pérdida de tejido graso y proteico. La bajada de peso que se inició el primer día, hoy se hace también muy patente. Este es un día donde se necesita descansar todo lo posible.

La lengua habrá probablemente adquirido un color blanco seborreico patente, incluso puede existir un aliento cetónico desagradable que se irá agudizando según avanzan los días de ayuno. Empiezan a marcarse manchas y zonas que van a ir indicando un mapa terapéutico. A medida que avance la recuperación, la lengua irá adquiriendo una preciosa coloración rojiza típica de la salud. Este será el indicador de que el ayuno debe cesar.

En mi caso, no he excedido nunca los 7 días de ayuno, ya que no he contado con esa posibilidad por motivos de trabajo, y tampoco he querido traspasar el umbral de debilidad que este periodo me ha marcado.

Curiosamente, el quinto día es un día de lucidez y energía, donde todo se ve claro, y donde piensas que ya todo el malestar ha terminado. Nada más lejos de la realidad. Sexto y séptimo son días de debilidad también, si bien el malestar es de menor intensidad.

Vuelta a la alimentación

No me cansaré de decir que la vuelta a la alimentación es el punto más crítico del ayuno.

La primera ingesta se realiza con un laxante, un par de horas antes de comer. La comida consistirá en ensalada, zanahoria rallada y espinacas o acelgas cocidas o al vapor.

Finalizar el ayuno con zumo de frutas dulces diluido es un grave error que todos los naturistas hemos cometido, y que muchos siguen aún cometiendo. La fruta es muy disolvente de tóxicos y si rompemos el ayuno así, volveremos a disolver el moco que ya tenemos preparado para eliminar vía rectal, con lo que estaríamos autointoxicándonos. En las evacuaciones después del ayuno, observaremos la mucosidad que estamos eliminando, si lo hemos seguido correctamente.

Se recomienda mantener este tipo de comida durante el primer día.

El segundo día se puede empezar a comer de forma normal (ensalada, verduras cocinadas y pan integral). Si se quiere introducir proteína, puede tomarse huevo, requesón o yogurt al final como forma de ralentizar la eliminación, para después volver a empezar. No olvidemos que es el ayuno el que nos permite sanar y eliminar, por lo que debe hacerse con frecuencia.

Pueden introducirse verduras, arroz integral y otros alimentos de fácil digestión (no frutos secos), hasta regularizar la dieta al final del tercer o comienzo del cuarto día.

Si la vuelta del ayuno supone volver a la comida chatarra de hamburguesas, pizzas o comida mal combinada, no habremos adelantado nada, salvo haber ofrecido un stress innecesario al cuerpo, dado que la recuperación de los tejidos se produce no sólo durante el periodo de ayuno, sino los días y semanas después del mismo. Es por ello crucial mantener una dieta suave y consciente durante las primeras semanas posteriores.

Resultados a esperar

El Ayuno, cuando se ha realizado convenientemente, arroja múltiples beneficios al cuerpo:

- Mejora de valores de presión arterial

- Disminuye el colesterol y triglicéridos

- Elimina dolores de cabeza y migrañas recurrentes

- Elimina dolores musculares

- Eliminación de toxinas en tejidos

- Mejor humor

- Más vitalidad

- Mejor descanso nocturno

- Rejuvenecimiento

Duración del ayuno

Estos resultados tan atractivos no suelen lograrse con un solo ayuno y menos aún si el paciente ha ingerido pastillas, lo que suele ser muy común en nuestra sociedad, donde nos han enseñado a tapar los síntomas para seguir girando la noria del sistema con una zanahoria delante de nuestras narices.

Se hace necesario adoptar un estilo de vida que utilice periódicamente el ayuno. Es de resaltar que fuentes bibliográficas señalan que un ayuno de 24 horas semanalmente más ayunos de una semana cada cambio de estación, conducen inexorablemente a una eliminación radical de toxinas y a un rejuvenecimiento patente, interno y externo.

Si entendemos nuestro organismo interno como una esponja sucia, es fácil comprobar que bañando dicha esponja con reiteración en agua pura, esta quedará, después de suficientes enjuagues, totalmente limpia. He aquí como podemos enfocar la dinámica del ayuno para sanar nuestro cuerpo.

Agua y ejercicio durante el ayuno

En mi caso el agua puede ser destilada, dialítica o de baja mineralización cuando el ayuno es de un día (en vuestro caso debéis consultar antes al médico por si encontrara alguna contraindicación a este respecto).

En ayunos de mayor duración suelo utilizar agua de baja mineralización, aunque en China lo hice con agua destilada.

También funciona muy bien añadir limón y un poquito de miel al agua, ya que esta mezcla ayuda a disolver y modera la dureza del ayuno exclusivamente hídrico.

El ejercicio debe realizarse de forma suave, pero diariamente. Es suficiente caminar un par de km, hacer suaves flexiones o ejercitarse con yoga o pilates, pero no refugiarse en la debilidad que aparece para no hacer ejercicio. Recuerda que a partir del segundo día hay pérdida proteica, con lo que todavía es más importante hacer algo de movimiento muscular.

El Ayuno forma parte de una filosofía de vida natural, y no debe ser utilizado vehementemente ni por moda. En algunas circunstancias puede ser muy peligroso.

Desintoxicación

El ayuno es la forma más profunda de desintoxicación de la basura acumulada en los tejidos. Hay una inteligencia divina, universal, energética, o como quieras calificarla, que va más allá de nuestras técnicas, de nuestro conocimiento científico, y que hace que el cuerpo se cure.

Si tu cuerpo está intoxicado, como ocurre con la gran mayoría, y quieren empezar a mejorar tu salud, lo primero ha de ser una desintoxicación.

La desintoxicación ha de ser paulatina y debe hacerse de forma controlada y guiada, para evitar problemas. Es algo lógico pensar que si existe mucho residuo a eliminar y estos residuos son arrastrados en demasía a la corriente sanguínea, se van a provocar episodios dolorosos, crisis curativas, que algunas personas no pueden tolerar. Es pues necesario empezar despacio y ser paciente.

Aunque hay algunos cambios que se darán de inmediato, lo normal es que la mejoría vaya siendo progresiva.

Aunque parece obvio, uno no puede desintoxicarse si sigue intoxicándose por otro lado, por lo que hábitos como el tabaco o el alcohol han de ser abandonados. Y no hablo de minimizarlos, sino de abandonarlos. Hace tiempo que ofrezco terapias gratuitas para ayudar a dejar de fumar. Una vez conseguido, el Ser Humano se da cuenta que no son en absolutos necesarios, que forman parte del conjunto de "falsos amigos" que nuestra alocada vida nos invita a tener.

Además, una rutina suave de ejercicios aeróbicos que permitan oxigenar los tejidos es imprescindible. Y debe hacerse con aire puro y en un entorno adecuado. No parece lo mejor correr por una avenida llena de tubos de escape de vehículos, o como me ocurría a mi, un ambiente con un contenido en micropartículas muy superior al recomendado. El contacto con la naturaleza se hace necesario y vital. Un paseo con los perros, un abrazo a un árbol, es algo necesario.

Riesgos de un ayuno

Todo en esta vida presenta algún riesgo. Es por ello que afrontar la desintoxicación del cuerpo es algo que ha de realizarse con sumo cuidado.

Si nos desintoxicamos con mayor rapidez de lo que nuestros órganos de eliminación pueden procesar, los colapsaremos y generaremos riesgos importantes para nuestra salud.

¿Qué hacer si vemos que nuestro grado de eliminación es excesivo?

Evidentemente, parar la eliminación. Y la forma de parar la eliminación es comiendo mal (combinado mal los alimentos, para dirigir la energía a la digestión) hasta que veamos que volvemos a estar estabilizados.

Por favor, consulte a su profesional de la salud antes de afrontar un ayuno. Y nunca, nunca, utilice un ayuno como competición.

Capítulo 6- Enemas

Si estás de mal humor, hazte un enema. (Raúl Fernández)

Enemas

Toda mi terapéutica personal la baso en programas ancestrales que han sido ampliamente probados a lo largo de los siglos. El enema no es tampoco una novedad.

El enema es una potente ayuda para descongestionar el colon y permitir que el cuerpo inicie o acelere su proceso de curación.

El equipo más común consiste en una bolsa de 2 litros de capacidad que tiene una salida con tubería plástica de 1/8" y una cánula para introducir en el recto (de compra en farmacias o herboristerías).

La forma más sencilla de aplicarse un enema es llenar la bolsa con agua templada (37ºC), colgarla del pomo de una puerta o de un gancho en una silla y tumbarse en el suelo vaciando el depósito en el ano a través de la cánula, a la que previamente se ha untado aceite de oliva, para facilitar su introducción. Dependiendo del aguante de cada uno y de la cantidad de residuos que en ese momento existan en el colon, los dos litros pueden ser introducidos en una sola toma o en varias. Una vez que se detectan ganas de evacuar, se cierra la llave de paso, se retira suavemente la cánula y se procede a la evacuación en el retrete. Posteriormente se reanuda el enema si así se desea.

Sugiero que se extremen las medidas de higiene durante el proceso del enema. Cada vez que se evacúe, lavarse las manos con agua y jabón. La cánula ha de limpiarse con agua y jabón igualmente al finalizar, antes de lavarla. Bajo ningún concepto ha de compartirse el equipo de enema, ya que podrían propagarse enfermedades.

Enema de agua

Es el enema por autonomasia. A través del agua, se consigue suavizar las heces de forma que sean evacuadas sin problema. El intestino grueso queda descargado, y se siente una paz y tranquilidad sin igual.

Enema de café

A nivel naturista es sin duda el enema más popular.

Se prepara mediante hervido de 2 litros de agua pura con 3 cucharadas soperas de café orgánico, con posterior filtrado sobre filtro de gasa o trapo, de forma que el café que va a llenar el depósito de 2 litros esté exento de granos.

Comprobar que la temperatura del café es de 37-38ºC (ojo que se enfría rápidamente) y proceder a la introducción de la misma forma que con el enema de agua.

Este enema tiene la ventaja de generar una descongestión del hígado vía vena porta.

Beneficios del enema

El enema es útil cuando hay problemas de evacuación por estreñimiento. También puede utilizarse para incentivar la limpieza interior durante un ayuno (en mi caso sólo lo utilizo los dos primeros días).

En caso de migrañas, se muestra muy efectivo.

Deja una maravillosa sensación de vacío en el intestino y hace que veas la vida con otra luz. Los problemas no son tan problemas.

Equipo para un enema

El equipo necesario para ponerte un enema es sencillo y barato: Una esterilla de yoga que se vende en cualquier tienda de deportes, un cojín donde apoyar la cabeza y la mencionada bolsa de 2 litros con cánula.

Aunque inicialmente puede resultar aparatoso, como cualquier aprendizaje, en poco tiempo serás capaz de hacerte un enema de 2 litros en unos 15-20 minutos.

Riesgos de un enema

Si la presión de agua es elevada puede generarse daño sobre la pared intestinal, incluso produciendo perforación. Si la temperatura del agua es excesivamente alta pueden producirse quemaduras interiores. Es importante que la penetración de la cánula en el ano se haga sin forzar.

El enema no está diseñado para ser utilizado a diario, sino de forma puntual. Todo en exceso perjudica.

Exceso de enemas

Como todo en la vida, no debe abusarse del enema. En este caso, la flora bacteriana necesaria puede verse afectada.

Igualmente, utilizar el enema como solución a una alimentación indeseable es bajo mi punto de vista un error. Este tipo de alimentación generará estreñimiento, flatulencia, malas digestiones y malestar, que deben corregirse atendiendo a la causa. Es vital, pues, repasar la combinación de alimentos que estamos utilizando.

Alternativa a los enemas

Algunos terapeutas o naturistas preconizan la ingestión de químicos como el carbonato de magnesio, sulfato de magnesio, citrato de magnesio o también cloruro de magnesio.

Si bien mi experiencia no ha sido desagradable con las sales de magnesio (salvo el sabor de alguna de ellas), sí he de decir que no son necesarias cuando la alimentación es la correcta. Queramos o no, una sal inorgánica va a afectar las paredes intestinales en mayor proporción que el agua.

Limpieza de hígado y vesícula

Mucho se habla de la limpieza hepática y vesicular a través del aceite de oliva, el pomelo y las sales de Epson.

No la he practicado y es posible que nunca lo haga. Amigos y conocidos naturistas de mi entorno han tenido malas sensaciones, aún con bastante experiencia.

Es una opción que existe, y hay foros y personas que hablan maravillas. En mi caso me acojo al ayuno.

Corolario

A estas alturas espero que el lector sea consciente de que algunas personas se reirán de los enemas, harán chistes sobre la mejor forma de tomar café, pensarán que es ridículo abrazar un árbol y muchas cosas más. Yo sugiero que lo pruebes y después decidas. Cada uno está en un estadío evolutivo que hay que respetar.

Capítulo 7- Amor y Compasión

El Amor sigue haciendo girar el mundo (Raúl Fernández)

Amor

Lo siento, perdóname, te amo, gracias.

Este es el mantra más utilizado en la técnica de H´Oponopono. Con él, se pretende concienciar de la unidad de los seres, de que la enfermedad o malestar de mi semejante es algo que también tiene que ver conmigo; yo no estoy al margen de él, ni él está al margen mío.

Decía Buda que almacenar odio hacia otro Ser Humano era como beber veneno y esperar que le afectara a la otra persona. Si te paras a pensar, odiar es ridículo; sin embargo, la mayoría de nosotros sentimos odio o hemos sentido odio hacia alguien. Y es que nuestro ego es un ente tan hábil, que hemos de estar continuamente al tanto.

Todos los demás seres humanos están atravesando su calvario personal. Quizás veas o te parezca que están muy felices, pero dentro de ellos hay una historia que contar. El borracho, el vagabundo, el ejecutivo o el ama de casa tienen unas vivencias de infancia que han marcado su vida. Quizás cometen errores. Claro, ¿quién no?

Por ello, empatizar y ponerse en su lugar es una buena práctica cuando nos sintamos superiores, o mejores que otros.

Somos tan vulnerables que un cambio de tiempo atmosférico nos afecta enormemente, y sin embargo nos permitimos el lujo de ir criticando a los demás, que son víctimas de víctimas.

La vida pasa muy rápido. Disfruta de ella. Nuestro semejante tiene problemas similares a los nuestros.

Qué bueno ayudarnos todos!

Capítulo 8- Risas y sonrisas

No serás feliz hasta que no sepas reírte de ti mismo (Raúl Fernández)

Que se movilizan 400 músculos con la risa es algo conocido. Que es bueno para la salud también. Pero nos cuesta.

Nos cuesta hasta sonreir. Nos cuesta hasta dar los buenos días cuando nos encontramos con alguien en el ascensor o en el metro. Somos víctimas de nuestro sistema, y de nuestro ego.

Y es que ese personaje que estamos escenificando en esta vida se adueña(o pretende) de nosotros. Y creemos que somos él.

Jajajajajajajajaja….

Me río. Me Río de Janeiro.

Me río porque la vida es maravillosa. Es una experiencia única e irrepetible.

Mientras escribo estas palabras, a las 8 de la mañana, los pájaros están cantando y el sol naciendo de nuevo.

Y hay otras palabras que escribo durante la lluvia o la tormenta, cuando el tiempo es desapacible. Y no pasa nada. Porque no importan lo que pase fuera si tu actitud mental es correcta.

Soy un autoterapeuta que siempre prueba en sí mismo lo que después puede recomendar a los demás. Y normalmente no aconsejo tomar nada que esté envasado.

Sin embargo, he descubierto un producto que te cambia la

perspectiva de las cosas, que te ayuda a ver la vida de forma más positiva, y que no tiene ningún efecto indeseable o contraindicado. Es la L-Teanina.

La L-Teanina es un aminoácido que parece atravesar la barrera hematoencefálica influyendo sobre los neurotransmisores Como siempre, no me voy a extender en explicar términos técnicos que puedes encontrar fácilmente en Internet.

Sólo diré que este aminoácido te ayuda a cambiar el humor, te facilita la sonrisa y te ayuda a superar el stress, la fatiga y según dicen la depresión. Parece quizás una buena alternativa. Ya sé que ver la televisión es deprimente...

Hay profesionales de la risa que ejercen una magnífica labor terapéutica. A menudo no están valorados ni reconocidos. Recomiendo encarecidamente una sesión de Risoterapia cada 6 meses al menos.

Capítulo 9- Ejercicio y aire puro

Nunca es tarde para empezar a hacer ejercicio (Raúl Fernández)

Una maratón empieza con el primer paso. Todo viaje igual.

Evidentemente no pretendo que el lector se obligue a correr una maratón (yo nunca he corrido más de 10 km seguidos), sino que entienda que es imprescindible hacer ejercicio si se pretende salud.

Esto, que parece una nimiedad y está más que escuchado, sigue siendo un problema en nuestra sociedad. El trabajo y nuestros horarios nos dificultan enormemente la labor y la mayoría de las personas concentran su actividad física los fines de semana.

Cuando hablo de actividad física, me estoy refiriendo sobre todo a andar. Y andar es algo que podemos hacer a diario. Basta cambiar alguno de los hábitos que normalmente seguimos.

Andar media hora diaria es suficiente. Al menos 5 días de la semana.

Fijaos que no hablo de hacer pesas, ni spinning. Simplemente andar a buen ritmo (entre 6 y 8 km hora, por ejemplo).

Las células del cuerpo se oxigenarán y quemaremos excesos.

Cuanto más puro sea el aire que inspiramos durante nuestro ejercicio, mucho mejor. Esto es de Perogrullo. Intentemos en la medida de lo posible andar en un parque, un bosque o una arboleda.

Capítulo 10- Estar Presente

Éste es el único momento que existe. Los demás son parte de tu mente. (Raúl Fernández)

En una de mis charlas yo hablaba de que mi mente estaba continuamente cantando, y de cómo al observarla este canto cesaba. Al finalizar la charla y el turno de preguntas se acercó una señora que tímidamente, pero a la vez muy excitada, me susurró que se había dado cuenta que su mente estaba continuamente sumando y restando y cómo esa continua suma y resta cesaba al hacerse consciente! Estaba tan contenta de haber sido capaz de observar su mente!

Otro despertar. Algunos psicólogos lo llamarían locura.

Estar presente no es algo que se estudie. Llegar a ese momento de lucidez es algo que simplemente ocurre. Lo mejor de todo es que cuando te das cuenta de que no estás en el Presente, estás en el Presente ¡

Ser Consciente es una liberación.

Mi ego es tan hábil que se esconde detrás de mi meditación para presentarse súbitamente y ofrecerme gloria y riquezas.

-Ya estás iluminado-me dice. Eres un crack.

Y el ego, es sólo ego. Es por ello que pasaré el resto de mi vida observando mis pensamientos, pasando de la consciencia a la inconsciencia y siendo amigo de mi amigo.

El ego me enseña que siempre debo estar alerta. Tranquilo, pero alerta. Él, como todo, es mi maestro, y me enseña humildad.

Cuando superas puntualmente esos obstáculos, llegan otros.

La humildad y la aceptación son las claves del éxito.

Capítulo 11- Milagros

Mientras llega el milagro de la muerte, me embriago en el milagro de vivir (Raúl de Montemar, mi padre)

Ya sé que tú no crees en los milagros, ni tampoco le pides nada al cielo,

Porque una vez que tuviste un gran anhelo, el cielo su milagro te negó;

En cambio te concede generoso, la caricia del aire que te alienta

Los destellos del Sol que te calienta, y el mágico regalo del Amor.

Tan sólo haber nacido es una gracia que el cielo ha derramado sobre ti

Y dentro de tu Ser, tener un corazón con plena libertad para Sentir

Quizás no te parezca prodigioso, pero yo bendiciendo tanta suerte

Mientras llega el milagro de la muerte, me embriago en el milagro de vivir.

Y los milagros existen. Vaya que sí. Pero no en las dietas !

El Curso de Milagros fue una de las primeras disciplinas terapéuticas que aprendí, con Rosa Mª Winn y otros maestros.

Su filosofía es muy sencilla y lógica.

El nacimiento del ego confunde a las personas, que creemos que somos ese personaje ficticio creado por nuestra mente. Así, actuamos en base al ego-ismo y no al servicio a los demás. Sin embargo, es el servicio a los demás, la ayuda, la entrega, la que nos hace recibir del Universo. Sólo podemos recibir si damos. Sólo damos lo que tenemos dentro.

Perdón

Otro aspecto fundamental del curso es el Perdón: Sin Perdón, no hay Salvación.

Y es que la Salvación la encontramos en el otro, en ese "enemigo" que nos hace ver lo que está mal en nosotros mismos. Es el Maestro.

Luego, doy las gracias por hacerme ver mis defectos reflejados en mi semejante. Y una vez perdono, me estoy liberando de enfermedades y de cargas innecesarias.

El perdón es también un acto inteligente. Nos libramos nosotros.

Aceptación

Haz todo lo que puedas en cada aspecto de tu vida, pero acepta lo que el destino tiene guardado para ti.

Si nos resistimos a lo que es, al Presente, sólo generaremos sufrimiento. Y es innecesario.

Después de hacer todo lo que puedes, pon tu vida en manos del Universo. Él sabe perfectamente lo que te conviene.

Milagros

Cuando lo haces, el milagro sucede.

Capítulo 12-Mi historia

Cada uno de los 7.500 millones de personas de este planeta tiene su historia que contar (Raúl Fernández)

Yo fui un niño gordo, obeso casi mórbido. "Gordito relleno de pan y jamón, te pinchan el culo con un tenedor". Eso me cantaban.

Mi madre y mi abuela, que vivía con nosotros largas temporadas, entendían que una buena salud se mostraba en la gordura: Mis desayunos eran de leche condensada con galletas.

Aunque a los 3 años me trasladaron a Castilla, mis padres seguían teniendo costumbres del Sur y el fuerte cambio de pasar de algo conocido a una ciudad fría y sobria, generó miedos en mi madre. Estos miedos los proyectó también en mí. Su forma de protegerme era la abundancia de comida.

Garbanzos con chorizo, cocidos, tocino...

De muy pequeño empezaron mis problemas endocrinos. Se me catalogó como niño prediabético, con déficit de crecimiento.

Así me fui desarrollando hasta que mi cuerpo cambió en la adolescencia. Empecé a cambiar mi alimentación aunque seguía adicto a la levadura y bollería industrial .Las mezclas de comida eran caóticas, llenas de aditivos artificiales.

Más tarde, como buen castellano adoptado, empecé a valorar el cordero, el pan de hogaza y el buen vino de Ribera. Nunca había pensado en el vegetarianismo.

Mis ideas sobre la enfermedad, es que debía ser tratada con los métodos médicos y farmacéuticos. Si bien intentaba evitarlas, cada vez era más necesaria tomar pastillas para bajar la tensión y para las migrañas.

En 1.994, y de forma "casual", tomé contacto por primera vez con la medicina natural a través de un familiar de mi exmujer. Fueron Flores de Bach y sesiones de Curso de Milagros.

He de reconocer que, a pesar de que las sesiones me llenaron de una profunda Paz, no les hice excesivo caso y seguí con mi rutina habitual. No obstante, algo había cambiado, y poco a poco empecé a valorar diferentes disciplinas terapéuticas para curar mis dolencias, propias de mi forma de vida y mi toxemia. Seguí con el Curso de Milagros y las enseñanzas de Louise Hay.

En 2.006, dejé de fumar definitivamente gracias a una amiga terapeuta que me ayudó a través de la Canalización de Energía Universal. Desde entonces yo también doy sesiones gratuitas a grupos.

Ese momento, junto a mi divorcio y mi falta de motivación en mi trabajo, hicieron que buceara con mucho más ahínco en las terapias "alternativas". Empecé a conocer el ayuno y sus opciones. La combinación de alimentos. La importancia de las frutas.

Poco a poco abandoné la carne y después el pescado (no me considero ni vegetariano ni vegano, pero si puedo evitar comer carne o pescado, lo evito).

Como muchos otros compañeros, cometí el error de acelerar mis procesos de eliminación. Entre mis errores se cuentan el haber roto mis ayunos con fruta, generando auto-intoxicación. Para mi es triste ver que "afamados" naturópatas o terapeutas, siguen recomendando romper los ayunos con sandía. Ahora entiendo que esto es contraproducente.

Mi formación se complementó con estudios de Biomagnetismo con el Dr. Goiz, Reiki, EFT, y ETPS(acupuntura con electrodo sin agujas).Más recientemente Jin Shin Jyutsu.

Es la alimentación y los ayunos, o mejor dicho, los ayunos y la alimentación bien combinada, lo que me mueve a dar testimonio de mi experiencia. Honestamente considero que una dieta correcta, y una paulatina eliminación de la toxemia almacenada, pueden generar salud y contribuir a la felicidad en este mundo.

Mi vida es sencilla. Intento transmitir mi experiencia, para que tú puedas tener la tuya; porque es tu experiencia personal la que necesitas. Ninguna otra.

Capítulo Final- Conclusiones

Nada es conocimiento real, salvo la experiencia que acumulas en cada paso de la vida.

Aunque hayas comprado este libro, no será sino tu experiencia la que te hará saber si lo que aquí digo te sirve o no. Es por ello que reitero debes tomar precauciones y consultar a tu médico antes de seguir las pautas que aquí he divulgado y que obedecen a mi propia experiencia, que no tiene por qué ser la tuya.

El sistema no es ni bueno ni malo; es el que hay y el que entre todos hemos creado. Yo soy partícipe de esa creación y no puedo negarlo. Si quiero cambiarlo, debo cambiar antes yo.

Cuando vamos al cine a ver una película, ¿dónde está esa película? Muchas personas responden que la película está en la pantalla. Sin embargo no es en la pantalla donde la película está, sino que se encuentra girando en el proyector. Entonces, si no te gusta lo que se proyecta en la pantalla, cambia la película. Trabaja sobre el proyector, y no eches la culpa a la pantalla, porque ella sólo refleja lo que tú estás proyectando. Ese es el mundo que vemos: El que formamos todos con nuestras proyecciones.

Algunas personas me critican porque se niegan a aceptar la responsabilidad de lo que sucede en el mundo. Algunas personas me dicen que es imposible cambiar. Para cambiar sólo hay que dar el primer paso, como en cualquier otro hito de la vida.

Quizás este libro te ayude en ese cambio. Si es que es tu momento.

Que el Universo te bendiga.

www.ingramcontent.com/pod-product-compliance
Lightning Source LLC
Chambersburg PA
CBHW070313290526
45791CB00003B/1113